MANUEL

DE

DÉONTOLOGIE MÉDICALE

MANUEL

DE

DÉONTOLOGIE MÉDICALE

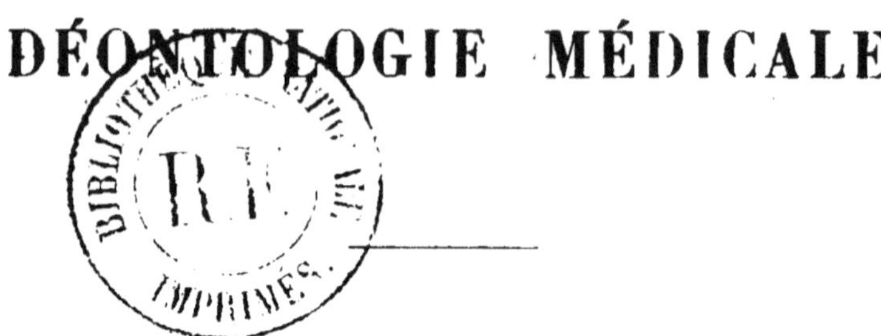

INTRODUCTION

Utilité de l'enseignement de la déontologie.

La déontologie médicale est la science qui nous enseigne nos devoirs professionnels.

Le devoir, pour le médecin comme pour tous les hommes, consiste, à proprement parler, à mettre ses actes en harmonie avec le *juste* et l'*honnête*.

Les connaissances spéciales du médecin, le rôle qu'il est appelé à jouer *dans les familles, dans la société,* lui imposent des obligations multiples et plus étendues que celles que doivent observer la généralité des autres hommes.

De ces obligations :

1º Les unes sont inscrites dans les lois et sont enseignées à l'étudiant dans les cours de médecine légale ;

2º Les autres sont plutôt de convenance et de tradition et ne sont point enseignées à l'École ;

De telle sorte que le jeune docteur, dès ses premiers pas dans la carrière, est exposé à méconnaître ces dernières.

L'inobservance de ces obligations est cependnt préjudiciable :

1º Au médecin qui la commet (parce qu'il changera difficilement des habitudes contractées, lorsque plus tard il les reconnaîtra mauvaises, et que, certainement, il en résultera pour lui des froissements, des ennuis et des dommages) ;

2º A la corporation tout entière (parce que le public estime

que ce que fait l'un, l'autre le fait aussi et nous juge tous ou à
peu près sur le modèle qu'il a sous les yeux);

Il est donc utile, autant :

1º Au jeune médecin,
2º Qu'à la corporation tout entière, que la déontologie soit
enseignée.

TITRE Iᵉʳ

CHAPITRE Iᵉʳ

L'étudiant.

Avant de donner des conseils au jeune docteur (le médecin devant être la suite de ce qu'a été l'étudiant), nous avons pensé qu'il pouvait être utile de se préoccuper de l'étudiant lui-même et de le prendre dès le moment de son inscription à la Faculté.

L'étude de la médecine suppose des connaissances presque encyclopédiques, et l'étudiant ne saurait trop s'enquérir des sources où il devra les puiser.

Elles sont nombreuses :

1º Les cours de la Faculté de Médecine ou de l'École secondaire, qui sont censés embrasser toutes les branches de la science médicale et des sciences accessoires.

2º Les hôpitaux, où l'on trouve l'application pratique des cours théoriques de l'École. C'est là que l'on devient médecin et on ne saurait trop tôt ni trop régulièrement les fréquenter.

3º Les cours des Facultés des Sciences, où l'on peut approfondir les sciences dites *accessoires* (physique, chimie, histoire naturelle) dont le rôle devient chaque jour plus important et dont l'étude prépare excellemment à la médecine proprement dite (¹).

4º Les laboratoires et les travaux pratiques, parmi lesquels les dissections et les recherches d'anatomie pathologique et de bactériologie tiennent le premier rang.

5º Les bibliothèques publiques, où l'étudiant trouvera les éléments (livres, mémoires, journaux, revues, thèses, etc.) qui lui permettront de compléter ses études classiques.

6º Les étudiants ne sauraient trop se préoccuper de créer des conférences où, réunis en petits groupes, sous la direction soit de l'un d'eux, soit d'un jeune docteur, ils s'habitueront à étudier et à traiter les questions les plus importantes des sciences médicales. Ce sera un moyen excellent de préparation aux examens et aux concours.

Nous recommandons surtout les concours :

1º Pour l'externat des hôpitaux ;

(¹) Un récent décret ministériel a décidé qu'à partir de l'année 1895, la première année de médecine se ferait à la Faculté des Sciences.

2° Et ensuite pour l'internat.

Outre la somme de travail et les connaissances qu'exigent ces concours, ils mettent l'étudiant plus immédiatement en rapport :

a. Avec le malade, objet constant de ses études;

b. Avec ses professeurs, dont les conseils lui seront un guide précieux.

Viendront plus tard les concours pour :

1° L'adjuvat;

2° Le prosectorat;

particulièrement recommandés à ceux qui voudront s'occuper surtout d'anatomie et de chirurgie.

Enfin, *væ soli!* il est bon que les étudiants puissent se réunir souvent dans des cercles à leur usage spécial, où les relations se créeront pour l'avenir et où ils s'habitueront à échanger leurs idées, à les discuter et à arriver ainsi à rectifier bien des appréciations erronées.

A ce point de vue, nous ne saurions saluer avec trop de sympathie la fondation, maintenant prospère, d'une Association générale des étudiants destinée, si elle sait rester ce qu'elle doit être, à préparer les jeunes générations aux rôles qui les attendent, en même temps qu'elle leur assure dans le temps présent d'inappréciables avantages, inconnus de leurs devanciers.

En retour de l'intérêt qui leur est témoigné de toutes parts, les étudiants ne devront pas oublier qu'ils ont aussi des devoirs à remplir envers leurs maîtres, qu'ils entoureront de déférence et d'égards, et envers les malades qui sont confiés à leurs soins, qu'ils traiteront avec douceur, patience et attention. Ils apprendront ainsi à devenir des confrères courtois et des médecins soucieux de leur mission. En attendant, ils n'auront qu'à gagner à se montrer de bonne heure sérieux et laborieux.

CHAPITRE II

Choix d'un poste.

Ses études terminées, le jeune docteur doit faire choix d'un poste.

S'il n'est pas déjà fixé sur ce choix, il sera pour lui d'une extrême importance de prendre des renseignements précis et exacts. Il devra se tenir en garde contre :

1° Les sollicitations d'amis plus zélés que clairvoyants qui, de bonne foi, pourraient l'engager à prendre un poste ou insuffisant comme ressources ou déjà occupé. Se souvenir qu'on s'adresse rarement à un débutant et que les clients ne viennent que lorsqu'on a donné des preuves de sa valeur. Ceux qui vous auront décidé dans votre choix seront peut-être les premiers à s'adresser ailleurs, sous un prétexte quelconque.

2° Contre les annonces placardées n'importe où, ou bien insérées dans certains journaux. Ne jamais les accepter sans contrôle sérieux et très rigoureux.

En prenant ses renseignements, le jeune docteur devra surtout se méfier des postes où on lui promettrait l'appui d'un parti politique ou religieux. Le plus souvent, dans ces cas, il y a un confrère en jeu, auquel une coterie veut faire pièce en se servant du nouveau venu comme instrument. Or, en arrivant dans une localité, le médecin doit être le médecin de tout le monde. C'est à lui de savoir, par du tact et du jugement, laisser la politique à l'écart. Autrement, c'est la lutte !

3° Contre les Sociétés de Secours mutuels qui se propagent prodigieusement et tendent, dans les petites localités surtout, à exploiter le médecin à leur avantage. Or, si les médecins ne doivent pas se coaliser contre elles, ils ont le droit de leur demander de reconnaître plus équitablement les services rendus. On ne saurait leur en vouloir de chercher à s'entendre entre eux pour obtenir ce résultat, en tenant un juste compte des divers intérêts engagés. Là est la solution, dans l'accord fait de concessions mutuelles, et non pas dans l'oppression d'une des parties par l'autre.

4° Contre les municipalités, qui trop souvent se laissent guider par les passions politiques et se préoccupent fort peu de savoir si le médecin qu'elles invitent à venir pourra honorablement faire ses affaires.

Dans tous les cas, il est utile de se renseigner par l'intermédiaire des Sociétés locales ou des Syndicats locaux, ou bien même auprès des confrères du voisinage. Bien des ennuis ont déjà été évités aux jeunes médecins qui y ont eu recours et bien des désagréments ont été le lot d'un grand nombre de ceux qui ont refusé de suivre les conseils qui leur avaient été donnés ou qui avaient négligé d'en demander.

CHAPITRE III

Cession de clientèle à titre onéreux.

La cession de clientèles médicales à titre onéreux tend depuis quelques années à se généraliser, sans qu'il y ait pourtant lieu de la recommander.

C'est pour le débutant un moyen de se créer d'emblée une position, sur la valeur de laquelle il croit pouvoir compter d'une manière générale.

Cependant, il y a toujours un imprévu, parce que :

1º Dans toute clientèle médicale il y a toujours une grosse part de clients absolument personnels au titulaire ;

2º Tant vaut l'homme tant vaut la profession comme source de revenus ;

3º Pour créer ou conserver une clientèle le savoir ne suffit pas : il faut aussi le savoir faire.

Le médecin qui cède sa clientèle à titre onéreux doit se rappeler que la clientèle n'est pas une chose dont on trafique, ainsi qu'on le fait en matière commerciale ; en outre, que son successeur ne prend point une charge constituant un monopole comme une étude de notaire ou d'avoué.

La clientèle étant quelque chose d'excessivement complexe, le cédant doit faire tous ses efforts pour que la situation du cessionnaire ne soit pas diminuée.

Par conséquent, il doit :

1º S'interdire l'exercice de la médecine dans un rayon donné :

2º Le présenter dans sa clientèle comme son successeur ;

3º Le recommander avec insistance ;

4º Lui donner tous les renseignements généraux ou individuels qu'il croit utiles à son succès ;

5º Éviter avec le plus grand soin toute parole qui puisse fournir prétexte à une interprétation désobligeante de la part du public.

De son côté, le cessionnaire ne saurait trop s'entourer de précautions et solliciter avis et conseils de son prédécesseur.

Les conditions de cession de clientèle sont excessivement variables et doivent se débattre entre les parties intéressées : car souvent le cédant exige que son successeur prenne en même temps soit une pharmacie, dans le cas où il l'exerçait lui-même, soit des voitures et des chevaux, soit une maison, soit la suite d'un bail.

En général, il sera très avantageux de prendre la voiture et l'habitation. Les clients sont habitués à l'une et à l'autre et ils se rendront plutôt au-devant de la voiture qu'ils connaissent de loin ou à l'habitation dont ils savent la route.

Dans certaines régions, le prix de la clientèle se fixe sur les recettes de la dernière année d'exercice constatées et justifiées par des livres bien tenus. Il se compose d'une somme équivalente à une annuité ou à deux annuités *au plus* de recettes.

En cas de difficulté, les deux confrères devront soumettre le différend aux Associations professionnelles de la région.

Les conventions d'après lesquelles un médecin cède sa clientèle à un autre sont affaire de bonne foi. Les tribunaux considèrent comme nulle la vente pure et simple d'une clientèle. Tout au plus examinent-ils si la convention intervenue a été violée par l'une des deux parties.

La cession *à titre gracieux* est évidemment plus compatible avec nos mœurs et notre dignité.

Souvent, un jeune médecin trouve un confrère qui lui cède sa clientèle sans condition.

Dans ce cas, il doit à son prédécesseur plus particulièrement déférence et reconnaissance. C'est à lui de voir de quel retour il doit le payer.

Quant au cédant, il facilitera à son successeur, dans la mesure du possible, la conservation et le bon service de la clientèle qu'il lui a gracieusement cédée.

CHAPITRE IV.

Renseignements médicaux.

Plusieurs journaux en fournissent depuis quelque temps. Pour le plus grand nombre, ces renseignements, provenant d'individus isolés ou mal intentionnés, doivent inspirer une confiance médiocre et n'être acceptés que sous bénéfice d'inventaire et comme simple indication, pour les raisons indiquées plus haut.

Il en est tout autrement des services contrôlés, placés sous la direction de groupes professionnels importants, comme l'Association des Médecins ou les Syndicats médicaux.

CHAPITRE V

Associations professionnelles.

Le médecin qui s'installe doit redouter l'isolement.

Il est utile qu'il se fasse admettre dans les diverses Associations professionnelles qui existent et qui le mettront en rapport avec ses confrères.

Indépendamment des Sociétés d'ordre purement scientifique, nous devons lui signaler plus particulièrement :

1º L'Association générale des Médecins de France, laquelle compte dans tous les départements des Sociétés locales, qui en sont comme les membres épars. Cette vaste association est une Société de Secours mutuels qui, avec une faible cotisation annuelle, assure aux médecins frappés par les infirmités ou le malheur une pension incessible et insaisissable, les mettant à l'abri de la misère. De plus, elle veille avec soin au maintien de l'honorabilité professionnelle parmi ses membres, auxquels à l'occasion elle fournit largement le concours de sa haute influence et son appui matériel. En outre, elle étudie avec soin toutes les questions générales qui intéressent la profession médicale. Elle sert de lien entre les différents membres de la profession, parmi lesquels elle établit une solidarité très étroite.

2º Les Syndicats médicaux, institutions de défense professionnelle, groupant plus particulièrement les médecins de la même région, établissant des rapports entre tous, s'efforçant de maintenir l'harmonie et de dissiper les malentendus, cherchant les moyens d'empêcher l'exploitation du médecin par tout ce qui, hommes ou institutions, tend à méconnaître ses droits légitimes.

Les Syndicats complètent l'Association à certains points de vue. Il est bon qu'un médecin fasse partie de ces deux institutions.

CHAPITRE VI

Prévoyance.

La médecine ne permettant qu'à un très petit nombre d'arriver à une fortune assurant le bien-être pour les vieux jours, le jeune médecin doit songer de bonne heure à s'assurer un avenir honorable. Il a pour arriver à ce résultat :

1º La Caisse des Pensions de retraite du Corps médical français, due particulièrement au zèle de deux girondins, MM. les Drs Lande et Verdalle [1].

Elle assure moyennant 35 annuités de 125 francs, comptées à partir de 25 ans, une retraite d'environ 1,200 francs à 60 ans (réserve faite de l'abaissement possible du taux de l'intérêt légal) [2].

Quel que soit l'âge de l'adhérent au moment où il souscrit, il peut, après dix années de participation effective, toucher à soixante ans une retraite proportionnelle au capital qu'il aura versé.

Plus l'âge de l'adhérent est grand au moment où il souscrit, plus est considérable l'annuité qu'il doit verser pour avoir droit à la retraite type de 1,200 francs à soixante ans.

Mais les facilités les plus grandes sont offertes pour s'assurer une fraction de retraite type ou un multiple de cette retraite.

La cessation, à un moment donné, des versements annuels n'est pas une cause de déchéance. On est admis à continuer ses versements après les avoir interrompus, soit en tenant compte des arrérages et de leurs intérêts composés — et alors on se trouve dans le cas où on eût été s'il n'y avait pas eu d'interruption — soit en versant simplement l'annuité du moment. Dans ce cas, la retraite sera liquidée sur le capital constitué à soixante ans.

2º Les différentes Compagnies d'assurances sur la vie qui sont des entreprises entièrement privées, des spéculations qui, en cas de décès du chef de la famille, assurent aux survivants une somme en rapport avec la prime annuelle fournie.

Les combinaisons sont très nombreuses et chacun peut choisir celle qui lui convient le mieux.

Il serait bon que l'usage de l'assurance pénétrât plus profondément dans nos habitudes.

3º La Caisse des retraites de la vieillesse, institution placée sous le contrôle de l'État.

Nous recommandons surtout la Caisse des retraites du Corps médical français, parce que :

a. N'admettant que des médecins français et des membres de leur famille, elle constitue une œuvre véritablement professionnelle ;

---

[1] Siège social à Paris, 22, place Saint-Georges.
[2] La cotisation qui n'était que de 100 francs à la fondation, a dû être majorée à cause de l'abaissement du taux de l'argent.

b. Elle offre des garanties aussi sérieuses que n'importe quelle Société;

c. Elle prévoit — ce que ne fait aucune Compagnie — des secours éventuels en faveur de membres appartenant aux familles des assurés;

d. N'étant pas une Société se livrant à la spéculation et ses frais d'administration étant des plus réduits, les réserves qui pourront être faites grossiront le capital social et permettront assurément dans l'avenir — toutes choses égales d'ailleurs — ou bien d'augmenter le taux des pensions, ou bien d'abaisser le chiffre de l'annuité.

e. Tous les bénéfices qui pourront être réalisés resteront acquis à l'œuvre, à la famille médicale et non à des actionnaires intéressés.

Le médecin, étant exposé à des accidents extrêmement variés et fréquents, fera bien de s'assurer dans cette éventualité. Des Compagnies nombreuses d'assurance contre les accidents existent qui peuvent répondre à tous les besoins. Il trouvera facilement à se renseigner sur celle dont il pourra faire choix.

Il existe aussi des Compagnies qui assurent contre les accidents pouvant survenir aux chevaux ou aux voitures. La prévoyance pourra engager le jeune médecin à y recourir.

Enfin, il se forme un courant en faveur de la création d'une assurance professionnelle contre la maladie. La maladie peut arrêter le médecin pendant un certain temps et lui enlever des bénéfices nécessaires. Elle peut surtout, en revêtant la forme chronique de l'infirmité, lui interdire totalement l'exercice de sa profession et le jeter dans un état voisin de la gêne. C'est contre de pareilles extrémités que l'assurance le garantirait. L'Association des Médecins de la Gironde a tenté les plus grands efforts dans le but de faire fonctionner ce rouage de secours au sein même de l'Association. Elle conservera ses sympathies à toute œuvre de ce genre qui, solidement assise sur des affirmations mathématiques, se fera assez forte et assez large pour inspirer toute confiance au Corps médical, qui en bénéficiera.

TITRE II

CHAPITRE Ier

Devoirs du médecin envers lui-même.

Une certaine solidarité existant entre toutes les personnes appartenant à la même profession, il est naturel que des obligations naissent de cette solidarité.

Le médecin devra donc s'abstenir de tout ce qui pourrait être de nature à jeter un discrédit ou une défaveur sur le corps auquel il appartient.

Sa tenue devra toujours être correcte. Ses relations de chaque instant avec des personnes appartenant à toutes les classes de la société lui font un devoir de bienséance d'être toujours vêtu très correctement.

Une tenue plus ou moins négligée pourrait lui valoir une certaine popularité de mauvais aloi ; mais elle aurait aussi pour conséquence de lui attirer certaines familiarités incompatibles avec le respect que, dans son intérêt personnel, il doit toujours chercher à inspirer. Sa considération, dans le public, ne pourrait que se trouver amoindrie s'il ne savait s'assurer un certain degré de déférence de la part de ses clients.

Les mêmes considérations lui commanderont de mettre quelque prudence dans le choix de ses relations. Autant il doit se tenir en garde contre la fierté ou le dédain à l'égard du public, autant il doit mettre de circonspection dans le choix des personnes avec lesquelles il entretiendra des relations.

Il devra sans cesse se souvenir que « *familiarité engendre mépris* » et que, en raison même de sa profession et de son accès au sein des familles, il ne doit admettre dans son intimité que des personnes dont il soit sûr.

Il devra aussi éviter de tomber dans le travers opposé. Une trop grande recherche dans sa tenue, le désir d'attirer l'attention en se singularisant d'une façon quelconque, une apparence de parti pris de tenir éloignées un très grand nombre de personnes pourraient entraîner des jugements défavorables et causer un préjudice sérieux, surtout au jeune médecin. C'est donc une question de tact, de mesure et de milieu.

Le médecin devra aussi et pour des raisons analogues être d'une grande sévérité pour le choix des lieux qu'il fréquentera. Il ne saurait, sans doute, vivre constamment isolé de toute société et se priver de toute distraction, mais s'il veut être respecté, il doit non seulement respecter les autres, mais se respecter lui-même.

Dans tous les cas, quels que soient les lieux qu'il fréquente, il devra toujours se souvenir que la discrétion est la première vertu du médecin, comme le respect de sa propre dignité en est la seconde. Il faut donc éviter toutes les circonstances où ces deux qualités pourraient être soumises à une trop rude épreuve.

Il ne suffit pas au médecin d'avoir une tenue correcte, de faire un choix judicieux des personnes et des lieux qu'il peut ou doit fréquenter, il faut aussi qu'il observe certaines règles qui résument en quelque sorte ce que l'on peut considére comme les éléments de l'honnêteté professionnelle.

CHAPITRE II

Spécialisation.

Les spécialisations, autrefois vues d'un mauvais œil ou du moins tenues en suspicion, sont néanmoins légitimes et toutes ont des représentants parmi des confrères dont l'honnêteté ne saurait être soupçonnée. En effet, si tout médecin doit avoir des notions lui permettant de donner de bons conseils dans toutes les circonstances où il peut être fait appel à ses lumières, il serait absurde d'exiger de chacun de nous des connaissances approfondies sur tous les points du vaste domaine des sciences médicales.

En choisissant plus particulièrement un ordre spécial d'études particulières, après avoir poussé aussi loin que possible au préalable son instruction générale, il sera permis d'arriver dans la direction suivie à des résultats plus remarquables et à des notions plus étendues.

C'est la justification des spécialités vers lesquelles se dirigent un certain nombre de confrères. Ils peuvent, en n'embrassant qu'une partie des connaissances médicales, arriver à rendre des services considérables qu'on demanderait en vain à d'autres confrères.

Que le médecin suive la voie la plus commune en donnant des soins à tous ceux qui l'appellent indistinctement ou qu'il se spécialise, il doit éprouver le désir légitime de se répandre dans le public. A moins de circonstances heureuses, que le hasard peut seul faire naître, il faut toujours compter pour arriver à une certaine notoriété avec un élément important : le temps.

Les services rendus, le zèle, le dévouement, les travaux sérieux sont ensuite les principaux mobiles qui déterminent le client à faire son choix. Mais, il est des moyens qu'un médecin honnête se gardera toujours d'employer. Nous en citerons quelques-uns :

Affichage dans les lieux publics. Le public si souvent trompé ne devrait plus s'y laisser prendre, et pourtant ce procédé trouve toujours des dupes. Inutile de dire qu'un médecin qui se respecte ne l'emploiera jamais.

Annonces dans les journaux politiques. Les annonces donnent à la presse le plus net de ses revenus. Il n'est pas étonnant qu'elle accepte tout ou à peu près. Quand il s'agit de médecine, ce système de réclame ne saurait être accepté, en ce qui concerne les personnes ; en ce qui concerne les produits pharmaceutiques, c'est affaire à l'administration du journal, qui ferait peut-être bien de pratiquer une sage sélection.

Les annonces de cours, de cliniques ou de consultations gratuites dans les journaux de médecine peuvent être tolérées. Il ne doit en être fait usage qu'avec la plus grande discrétion. Par ailleurs, elles choquent le sentiment professionnel. En général, le médecin devra être sobre de toute indication fournie d'une manière quelconque sur son compte au public extra-médical par la publicité, et même vis-à-vis de ses confrères il ne saurait se montrer trop réservé. Telle est l'antique tradition.

CHAPITRE III

Publications scientifiques.

Elles doivent toujours être l'expression de la vérité ; de plus, elles ne doivent trouver place que dans les recueils spéciaux destinés au Corps médical, seul juge de la valeur de ces travaux. Celles qui sont publiées dans la presse extra-scientifique dans le but manifeste d'attirer l'attention du public sur leur auteur ne sauraient être trop sévèrement blâmées.

Néanmoins, il est entré dans nos mœurs de voir des articles de médecine générale ou d'hygiène publiés périodiquement par certains journaux politiques. Sans approuver ni désapprouver cette innovation, nous ne saurions trop engager nos confrères qui écrivent ces articles à la plus grande prudence. Peut-être serait-il bon, puisque le fait existe, d'imiter ceux qui signent d'un pseudonyme qui les cache au public.

Même dans un certain nombre de journaux de médecine, il y a des articles qu'un médecin qui se respecte ne devrait pas écrire : ce sont ceux qui sont destinés à lancer certains remèdes nouveaux parfaitement inutiles, sinon dangereux, et qui sont largement rémunérés par l'inventeur intéressé. Ces *réclames*, tirées à part, sont répandues à profusion. Quelques-unes ont pour résultat de remplir la caisse de l'industriel qui les a payées ; mais toutes diminuent la considération du médecin qui les a écrites.

CHAPITRE IV

Associations illicites.

L'association d'un médecin et d'un pharmacien pour exploiter une officine ou certaines formules est blâmable. Le médecin n'est pas un industriel. Il doit en toute conscience prescrire à son client les seuls médicaments qu'il juge nécessaires ; mais il ne doit jamais favoriser le pharmacien par la prescription de médicaments inutiles ou sur lesquels il lui serait fait une remise. Agir de la sorte, c'est commettre vis-à-vis du client un véritable abus de confiance.

Certains médecins ne rougissent pas de prêter leur concours à des rebouteurs ou des somnambules. C'est une infamie. En se faisant les complices de ces gens là, ils se déshonorent eux-mêmes et sont la honte d'une profession à laquelle ils ne sont pas dignes d'appartenir. La loi punit, au demeurant, de pareilles associations. On ne doit pas non plus se rendre à jour et à heure fixe pour donner des consultations au domicile d'un pharmacien.

Éviter de désigner d'une manière formelle un pharmacien à la clientèle, pour ne pas s'exposer à être taxé de connivence.

CHAPITRE V.

Création de clientèle.

Il en est qui, à peine installés et impatients d'avoir une clientèle, courent à la recherche du client. Ils parcourent le pays sans être demandés nulle part. En se montrant partout, ils espèrent attirer l'attention. Ce procédé est peu digne assurément, mais il est certainement moins blâmable que celui qui consiste à venir s'imposer dans les familles sans être prié. Ce moyen, employé soit ouvertement, soit de manière indirecte, devrait répugner à tout honnête homme.

Nous ne blâmons pas moins énergiquement certains médecins de stations thermales qui envoient à tous les trains des commissionnaires vanter leurs mérites aux nouveaux débarqués ou qui, dans les principaux hôtels, ont des hommes payés pour leur gagner quelques clients. Que les amateurs de ces sortes de réclames le sachent bien : les hommes bien élevés envers lesquels on use de ces procédés se détournent avec dégoût et mépris.

CHAPITRE VI

Culture intellectuelle.

Il ne suffit pas que le médecin observe scrupuleusement les obligations professionnelles que nous venons d'énumérer. Il a, en outre, le devoir de se tenir au courant des progrès de la science et particulièrement de la médecine. Sa situation en fait l'égal et bien souvent le supérieur, au point de vue des connaissances générales, de ceux qui l'entourent. Il doit conserver précieusement cette situation en accordant chaque jour quelques instants au travail. Il n'y a pas de médecin, quelque occupé qu'il soit, qui ne puisse bien trouver de temps à autre quelques instants à consacrer à l'étude.

Il se tiendra au courant des découvertes nouvelles et des discussions scientifiques. Il y trouvera toujours au moins de la satisfaction personnelle, sans compter les avantages dont il fera bénéficier ses clients. Il se souviendra que rester stationnaire, c'est déchoir et, s'il veut commander l'estime et la considération, dans ce temps où les découvertes se succèdent sans interruption, il est nécessaire pour lui de suivre le mouvement scientifique et les progrès de chaque jour.

Les relations de la vie font, en outre, au médecin l'obligation de ne rester étranger à aucune des questions qui s'agitent autour de lui. Parlant avec tous et de tout, il doit pouvoir en toute circonstance tenir un rang honorable. Il ne restera donc étranger à aucun des problèmes auxquels s'intéressent ceux au milieu desquels il vit. La lecture des livres, journaux et revues sera donc le moyen le plus utile et le plus avantageux d'occuper les loisirs que pourra lui laisser l'exercice de sa profession.

Le *travail*, surtout pour les médecins des petites localités et des campagnes, sera la meilleure sauvegarde contre certains entraînements dont les conséquences seraient, trop tard, amèrement déplorées.

TITRE III

CHAPITRE Ier

Devoirs du médecin vis-à-vis de ses confrères.

Les médecins doivent se considérer comme les membres d'une même famille. Leur conduite à l'égard les uns des autres devra être réglée en conséquence.

A son arrivée dans la localité où il vient s'établir, le nouveau venu devra visiter tous les confrères de la région. Sans doute, il lui sera difficile de conserver avec tous des relations cordiales, mais du moins il devra faire le possible.

Il est de toute convenance que la visite faite par le nouveau venu à ses anciens lui soit rendue par ceux-ci. Ils ne doivent jamais considérer comme un ennemi le nouvel arrivé. Ce dernier, d'autre part, devra être prévenu que des amis intempérants ou intéressés le mettent avant son arrivée dans une fâcheuse posture vis-à-vis de son concurrent, plus ancien, et ce sera à lui d'étudier avec discernement les mobiles de ses partisans pour ne pas s'exagérer ses premiers succès faits souvent d'éléments incertains et factices.

Le public recherche avec une avidité malsaine les appréciations portées par tel ou tel sur ses confrères. On devra donc soigneusement s'abstenir de toute parole malveillante ou ambiguë. Faire la critique d'un absent est chose peu honorable! D'un autre côté, on est toujours porté à mal interpréter ou à dénaturer nos jugements. Il est donc utile d'observer en toutes circonstances la plus grande réserve. Une parole mal comprise, rapportée à un confrère, peut le froisser et en faire un ennemi. Souvent certaines personnes peuvent avoir intérêt à créer des dissentiments parmi nous. Or, c'est toujours nous qui avons à en souffrir. Nous ne devons pas faire le jeu de cette partie peu intéressante du public, à la parole de laquelle nous ne devons accorder aucune créance.

Les relations entre médecins de la même région doivent, au contraire, être soigneusement entretenues par des réunions aussi fréquentes que possible, où les malentendus qui auraient pu surgir seront facilement dissipés.

Il est d'autant plus utile de faire partie de ces groupements que des conflits de clientèle surgiront presque infailliblement et que des froissements répétés, sur lesquels on ne se serait pas expliqué, amèneraient des dissentiments regrettables.

Le client est libre de choisir le médecin en qui il place sa confiance. D'autre part le médecin qui n'a pas de clientèle a bien le droit de s'en créer une. Les clients qui lui arriveront auront sûrement été les clients de quelque autre; mais ils ne sont la propriété de personne. Voilà ce qu'on doit admettre en bonne logique.

Le médecin pourra donc se rendre près des malades qui le feront appeler, sans se préoccuper des rapports qui auraient pu exister antérieurement avec ses confrères, s'il acquiert la conviction que ceux-ci ont été désintéressés. Toutefois, comme certains individus font métier de s'adresser successivement à tous les médecins d'une région, sans en jamais honorer aucun, il sera bon de se signaler spécialement ces clients volages et fantaisistes, afin d'adopter une ligne de conduite à leur égard.

Si le médecin, appelé auprès d'un malade atteint de maladie aiguë, s'aperçoit qu'un confrère a déjà donné des soins au malade dans le courant de la même maladie, il doit refuser de remplacer son confrère, à moins que pour des raisons extrêmement graves le malade se refuse absolument à recevoir celui-ci.

Après avoir fait tous ses efforts pour faire rappeler le confrère évincé et proposé de voir le malade en consultation avec lui, le nouvel appelé réglera sa conduite sur les raisons invoquées pour éloigner celui-ci, en tenant compte de l'inhumanité qu'il y aurait à laisser un malade privé de tous soins. Dans le cas où, *en conscience,* les motifs indiqués seraient futiles, il doit absolument refuser de remplacer son confrère. Dans tous les cas, le confrère devra être prévenu sans délai par son successeur, qui s'efforcera de lui faire régler préalablement ses honoraires, en mettant dans cette démarche le tact et la mesure voulus.

Nous conseillons la même conduite dans le cas de maladie chronique. Seulement ici c'est la famille qui devra informer le médecin auquel elle entend renoncer.

Le médecin qui succède à un confrère doit absolument s'abstenir de toute critique relative au traitement prescrit par celui-ci. Il en sera de même quand on sera appelé à remplacer momentanément un confrère empêché ou malade.

Le cabinet du médecin est un lieu en quelque sorte neutre où il peut donner des conseils à tous ceux qui en réclament, quels que soient les soins antérieurement reçus par eux. Mais, ici encore, le médecin consulté doit rigoureusement s'abstenir de toute appréciation désobligeante sur le traitement prescrit par le médecin traitant.

CHAPITRE II

Des consultations entre médecins.

Elles sont demandées par la famille ou par le médecin.

Le médecin ne doit pas considérer comme un manque de confiance à son égard le désir exprimé par les familles de lui adjoindre un confrère en consultation et il est en général prudent d'accepter les consultations demandées par elles, même quand celles-ci ne sont pas absolument indispensables. On se met ainsi à l'abri de toute surprise ultérieure.

La consultation est utile :

1º Parce que, dans les cas graves ou difficiles, il est bon de s'entourer de toutes les garanties nécessaires, nul ne devant se considérer comme étant infaillible.

2º Parce que la responsabilité du médecin traitant se trouve diminuée vis-à-vis de la famille par l'adjonction d'un confrère.

3º Parce qu'il est toujours convenable de donner aux malades et à leur famille toutes les satisfactions possibles au point de vue moral.

Il serait bon que les consultations se fissent toujours, sauf en de certains cas, entre trois confrères ; le médecin traitant et deux consultants choisis l'un par la famille, l'autre par le médecin traitant. Si l'accord n'était pas possible, chacun aurait alors le droit de demander l'intervention d'un quatrième confrère.

Dans le cas où la consultation aurait lieu avec un seul confrère, le choix du médecin appartient à la famille, avec la même réserve que plus haut.

Dans le cas où le consultant indiqué par le malade ou son entourage serait notoirement indigne, comme un associé de rebouteur ou de somnambule par exemple, le médecin traitant devra refuser de se rencontrer avec lui et faire comprendre aux intéressés la convenance qu'il y a de faire un autre choix. Si la famille ainsi éclairée persiste, le médecin soucieux de sa dignité devra prévenir qu'il cesse de donner ses soins au malade et se retirer.

Si, sans être indigne, le médecin consultant proposé n'offrait pas au médecin traitant toutes les garanties désirables, celui-ci devrait demander l'adjonction d'un troisième confrère de son choix, en n'usant de ce procédé qu'avec les plus grands ménagements et la plus grande délicatesse.

La consultation avec un médecin homœopathe n'est pas interdite; mais, ne pouvant aboutir à aucun résultat utile, elle est peu recommandable, les deux confrères ne parlant point la même langue.

Le médecin appelé en consultation ne doit, sous aucun prétexte, prendre la succession de son confrère et la suite du traitement de la maladie au cours de laquelle il a été appelé. Plus tard et la maladie terminée, il redevient libre et juge de ses actions.

La consultation décidée et le choix du consultant arrêté, les médecins, après s'être entendus sur l'heure du rendez-vous, qui dans l'intérêt même du malade sera fixée en général par le médecin traitant, se rendront au domicile du malade. Sauf circonstances tout à fait exceptionnelles, ils ne se rendront que sur convocation formelle du médecin traitant et non à la sollicitation des familles.

Le médecin ordinaire fournira à ses confrères tous les renseignements qu'ils pourront avoir intérêt à connaître. L'examen du malade fait sans commentaires ni réflexions, les médecins se réunissent à part. Le plus ancien docteur a interrogé le malade, le plus jeune opine maintenant le premier. On arrête en commun ce qui doit être dit et fait, et c'est encore l'aîné en doctorat qui transmet à la famille et au malade le résultat de la consultation ainsi que le traitement convenu. Il est de règle qu'aucun étranger n'assiste ni à l'exposé du médecin traitant ni à la réunion des consultants.

Aucun mot de blâme, aucune expression ambiguë ou pouvant prêter à interprétation désobligeante à l'égard du médecin traitant ne devra être prononcée par les médecins consultants. Ils doivent garder la plus grande réserve et se souvenir que leurs paroles, souvent épiées, pourraient, si elles étaient mal interprétées, porter à leur confrère un préjudice considérable. Tout en gardant cette attitude, ils peuvent et doivent néanmoins remplir entièrement leur devoir professionnel vis-à-vis du malade auprès duquel ils ont été appelés.

Si de nouvelles consultations sont jugées nécessaires, elles auront lieu chaque fois dans les mêmes conditions, avec les mêmes médecins ou avec des médecins nouveaux, au gré des familles.

Le traitement convenu reste sous la surveillance du médecin traitant qui ne devra le modifier qu'en cas de nécessité.

Dans le cas où une opération devrait être pratiquée, le choix de celui qui doit la faire appartient à la famille du malade. Si le choix n'est pas imposé, les médecins appelés se concertent au préalable et se distribuent les rôles que chacun doit tenir. Règle générale, dans ces circonstances, le médecin traitant se réserve la partie la plus importante, à moins que pour des raisons personnelles, il ne la cède à un confrère, avec l'assentiment de celui-ci. Mais c'est lui qui doit toujours avoir le rôle prépondérant, soit pour agir, soit pour conseiller.

Le médecin qui a été appelé en consultation ne devra pas spontanément ou sur le simple désir de la famille revoir le malade, dans le cours de la maladie, en dehors de la présence du confrère qui dirige le traitement. Un appel d'urgence légitimerait seul une exception à cette règle, qui est formelle, tout autant que celle qui a été formulée précédemment quant à la substitution du médecin consultant au médecin traitant.

CHAPITRE III

Remplacements en cas de maladie ou d'absence.
Cas urgents.

Lorsqu'un confrère est malade ou lorsqu'il s'absente, le médecin appelé à le suppléer devra faire le possible pour lui conserver toute sa clientèle et lui rendre au moment où il reprendra son service tous les malades qu'il lui a confiés. Il ne conservera comme clients — en y mettant le tact voulu — que ceux qui, entrés en traitement depuis que le confrère remplacé aurait cessé son service, ne seraient pas ses clients habituels et qui déclareraient formellement vouloir continuer à recevoir les soins personnels du remplaçant.

Les conditions de remplacement se traitent de gré à gré. Chacun reste libre de les fixer comme il l'entend, en suivant pourtant, autant que possible, les usages locaux. Par ailleurs, les relations mutuelles des deux confrères doivent servir de base.

S'il s'agit d'une simple visite faite à la place d'un médecin, momentanément empêché, l'usage veut que ce soit gracieusement et à titre de bon office vis-à-vis d'un collègue. Rien n'empêche, au surplus, ce dernier de faire honorer son confrère, s'il le juge opportun, après l'avoir lui-même remercié directement ou l'avoir fait appeler en consultation, si le cas l'exige. Mais ce n'est pas au remplaçant qu'il appartient de décider la consultation ni surtout d'y appeler le médecin ordinaire.

Un remplaçant, il est à peine besoin de le dire, ne doit jamais profiter de sa situation d'intermédiaire pour supplanter le confrère qui l'a appelé. Ce serait de la déloyauté et un abus de confiance. Il en est de même de celui qui vient dans une maison amie comme familier.

CHAPITRE IV

Concurrence.

Tout ce qui pourrait constituer un acte de concurrence déloyale doit être soigneusement évité. Ainsi, il n'est pas convenable de faire des visites à un tarif inférieur à celui qui est en usage dans la région. Il n'est pas très séant non plus de se rendre à jour fixe dans une localité éloignée de son domicile, habitée par un ou plusieurs confrères, dans le but manifeste de leur soustraire leurs clients habituels.

On ne doit dans aucun cas chercher à supplanter un confrère soit près d'un client ordinaire, soit près d'une Société de secours. Mais on ne saurait considérer une Société comme étant une sorte de propriété inaliénable et comme étant condamnée à ne jamais changer de médecin. Comme les individus, les collectivités doivent conserver leur liberté et être maîtresses de leur choix, à la condition d'observer vis-à-vis du médecin qu'elles abandonnent les convenances qu'on est en droit d'exiger de la clientèle ordinaire. Les médecins ont aussi le droit d'examiner les motifs allégués en faveur du renvoi de leurs collègues et de voir s'il ne convient pas, au nom de la solidarité professionnelle, de refuser leur succession.

TITRE IV

CHAPITRE I⁰ʳ

Devoirs du médecin vis-à-vis de la clientèle.

A. Le médecin est libre, sous sa responsabilité, d'accepter ou de refuser le client qui l'appelle. Mais quand il a accepté de donner des soins à un malade, il a contracté vis-à-vis de lui des obligations.

Il doit s'entourer de toutes les précautions désirables pour arriver à guérir ou à soulager son client. Il l'interrogera avec soin sur toutes les circonstances de la maladie. Il devra user de beaucoup de patience et de douceur, et éviter toute brusquerie propre à intimider le malade. Il devra écouter attentivement l'exposé fait par son client et le ramener avec art quand il sera tenté de s'égarer de l'objet de la visite. Il redressera avec bienveillance et discrétion les appréciations erronées du malade ou de son entourage, mais il devra soigneusement éviter d'entrer à ce sujet dans des explications techniques qui seraient assurément mal comprises et peut-être plus mal interprétées.

Le médecin doit respecter particulièrement les sentiments et les croyances religieuses de ses clients. On ne lui pardonnerait pas de chercher à les attaquer ou à les tourner en ridicule. Quelles que soient ses croyances personnelles, il devra le cas échéant fournir au malade et aux familles toutes les indications nécessaires à l'accomplissement des actes du culte qu'ils professent.

Une fois le traitement commencé, le médecin doit le suivre avec attention et dévouement. Il ne lui est plus permis de délaisser son malade; il lui doit des soins assidus et il importe de se souvenir que toute négligence de sa part peut devenir une faute lourde, qui pourrait à l'occasion entraîner une responsabilité civile et même une sanction pénale.

Étant responsable du traitement qu'il a institué, le médecin doit s'assurer qu'il est régulièrement suivi. Il exigera que ses prescriptions soient rigoureusement exécutées. Beaucoup de fermeté et un peu d'habileté lui permettront d'arriver à ce résultat. C'est vis-à-vis de l'entourage, peut-être plus encore que vis-à-vis du malade que cette fermeté sera nécessaire; car il ne faut pas l'oublier, souvent au traitement du médecin on sera porté à substituer celui que des amis, bien intentionnés sans doute, mais à coup sûr incompétents, auront préconisé.

B. Les visites faites au malade par le médecin seront aussi nombreuses que l'exigera la situation ; mais elles ne devront jamais faire de la part du médecin un objet de spéculation et de lucre. Nous condamnons absolument les visites qui seraient inutiles, à moins que le malade ou la famille ne les exige.

L'examen du malade doit toujours être fait d'une façon méthodique et complète. En y procédant, le médecin devra éviter soigneusement ce qui pourrait froisser son client, soit par des questions manifestement inutiles, soit par des investigations qui ne seraient pas absolument nécessaires. C'est surtout quand il s'agira des personnes du sexe féminin qu'il devra se montrer particulièrement réservé ; son honneur et son intérêt sont d'accord pour lui commander à cet égard et toujours la plus extrême prudence.

En général, il ne devra se livrer à certains examens qu'en présence d'une tierce personne, parent ou ami ; à plus forte raison, quand il s'agira de chloroformisation où, par ailleurs, la présence d'un confrère est toujours utile.

Il devra aussi se rappeler que parfois, tout en lui demandant des conseils, on cherchera à l'égarer dans un but intéressé et inavouable, par exemple pour le conduire à instituer un traitement destiné à faire disparaître une grossesse malencontreuse. Il suffira d'un peu d'attention pour éviter de devenir le complice involontaire d'un acte criminel. On veillera à la fois sur ses paroles et sur ses écrits.

Il est très naturel que le malade et la famille désirent être fixés sur la nature et la terminaison de la maladie. Aussi, le médecin est-il interrogé de toutes parts. Que devra-t-il répondre?

C. Règle générale : au malade, dans l'immense majorité des cas, il ne doit que la vérité relative, c'est à dire qu'il doit cacher soigneusement ce qui serait de nature à exercer sur le moral une influence nuisible. Mais il est des cas où, en faisant connaître au principal intéressé la vérité tout entière, il lui sera plus facile d'obtenir une soumission indispensable pour arriver à un bon résultat. Il faudra donc tenir compte des dispositions intellectuelles et morales du client et dans ces cas le médecin n'aura à prendre conseil que de lui-même. Ne jamais perdre de vue que même les plus forts, même ceux qui demandent à grand cri la vérité entière, ne l'entendent pas sans frémir, et ne pas soulever complètement le voile pour ne pas enlever toute espérance.

A l'entourage, on peut faire connaître des particularités que le malade doit ignorer; mais, même aux membres de la famille les plus proches, on ne doit pas toujours dire toute la vérité. Il est des maladies que l'on doit absolument taire et un médecin doit savoir que, dans certaines familles, on ne lui pardonnerait pas de donner à quelques affections diathésiques leur dénomination vraie.

Dans le cas où la terminaison d'une maladie parait devoir être funeste et à brève échéance, il est toujours convenable de laisser entrevoir ce résultat à la famille qui prendra telles dispositions qu'elle jugera utile à ses intérêts. En gardant le silence, le médecin pourrait gravement compromettre l'avenir de personnes qui avaient placé en lui leur confiance et qui deviendraient pour lui des ennemis irréconciliables.

D. Quelques médecins, pour rehausser leur mérite, proclament toujours comme étant excessivement graves les maladies qu'ils ont à soigner. Cela peut être habile, mais le procédé n'est pas honnête. Néanmoins, il faut se garder de tomber dans l'excès contraire et de laisser considérer comme des dérangements insignifiants les affections pour lesquelles on a été appelé. Il n'est pas interdit de faire des réserves, car il faut toujours compter avec les éventualités les plus imprévues. C'est pour cela que, même lorsque toute chance d'amélioration aura disparu et que le moment fatal paraîtra irrévocablement arrivé, il sera bon de ne pas rester inactif. Les familles n'admettent pas volontiers que nous nous déclarions impuissants.

C'est surtout dans les maladies chroniques et incurables que le médecin aura besoin de faire preuve de patience. Il devra savoir inspirer au malade une confiance pour ainsi dire sans bornes, trouver pour lui et sans cesse des moyens propres à entretenir l'espoir et, si toute chance était perdue, à ranimer du moins ses illusions. Il ne faut pas imiter cette pratique qui veut qu'on n'intervienne auprès d'un malade que si on a la certitude de le guérir. On a toujours ou presque toujours la possibilité de le soulager. C'est un devoir de le faire, en restant honnête et sincère.

Si la douceur, la patience sont des vertus nécessaires au médecin, il doit parfois faire preuve d'une grande énergie, par exemple dans certaines maladies où paraît avoir sombré une partie de l'intelligence du client, comme certaines formes d'hypocondrie et en général dans les affections dites nerveuses. En imposant résolument sa volonté, le médecin fera plus qu'en se laissant entraîner à des concessions au moins imprudentes.

De même, dans les cas de maladies simulées, quel que soit le motif qui guide le simulateur, le médecin devra nettement se refuser à toute compromission pouvant avoir pour résultat de léser les particuliers ou la société. Les clients de cette catégorie devront être résolument et sévèrement éconduits.

E. D'une manière générale, les devoirs des médecins vis-à-vis des collectivités ne diffèrent pas de ceux qui leur sont imposés à l'égard des clients ordinaires. Cependant, il faut établir une distinction entre l'être moral *collectivité* et chacune des unités qui le composent. Des conflits d'intérêt pourront surgir et le médecin devra trouver dans sa conscience et son honnêteté un guide d'autant plus précieux que souvent il sera seul juge entre la collectivité et chacun de ses membres qui, devenu malade, devra être considéré par le médecin comme un client ordinaire et traité en conséquence.

Membre de Société ou client isolé, le malade doit toujours être traité selon les règles de l'art. Le médecin devra leur prescrire les médicaments reconnus les plus utiles dans le cas particulier qu'il présente. Les progrès de la science étant incessants, le médecin devra être au courant des médicaments nouveaux, mais il sera prudent de ne les employer que lorsque leur efficacité aura été bien reconnue et leurs indications bien établies. On devra, dans tous les cas, se montrer très réservé à l'égard de ce qui pourrait être considéré comme une expérience, alors surtout qu'il pourrait en résulter un inconvénient même léger pour le patient.

Il est des malades qui aiment à être en quelque sorte gorgés de remèdes; d'autres, au contraire, qui ne se résignent que bien difficilement à prendre un médicament. Aux premiers, le médecin pourra faire quelques concessions sans danger, même en employant des substances inertes. Des seconds, il devra exiger l'usage de ce qu'il considère comme indispensable.

F. Les spécialités étant entrées dans les goûts et les habitudes de l'époque, il n'est vraiment pas possible de se dispenser d'y avoir recours. Mais ici, comme pour les médicaments ordinaires, le médecin ne saurait tout accepter sans discernement.

Il ne devra faire usage que de celles dont la composition bien connue lui permet d'en surveiller l'action. Dans le cas où le client voudrait lui imposer un choix différent, il lui sera toujours possible de le ramener par la persuasion à accepter ce qu'il jugera utile de lui prescrire.

Dans le choix des remèdes, le médecin devra tenir compte de la situation de fortune de celui auquel il va les prescrire. Il sera convenable de n'imposer à chacun que des dépenses vraiment utiles et des sacrifices en rapport avec les ressources dont il dispose. Néanmoins, dans les cas extrêmement graves ou désespérés, on ne saurait blâmer le médecin qui aurait recours à un remède reconnu comme vraiment efficace sans se préoccuper de ce qu'il pourra coûter. Tout cela est affaire encore d'honnêteté et de tact.

CHAPITRE II

Sociétés de Secours mutuels.

Elles sont devenues indispensables et leur but même les oblige à des rapports avec le Corps médical. Quelques-unes malheureusement sont de véritables machines instituées pour exploiter le médecin et faire le bien à ses dépens. Dans son intérêt comme dans celui de la dignité de la corporation à laquelle il appartient, le médecin ne devra consentir aux Sociétés que des concessions raisonnables.

Si, d'un côté, la Société assure au médecin le paiement exact et régulier de ses honoraires, il est naturel que, sûr d'être rémunéré, celui-ci fasse en faveur de la Société des concessions qu'il ne consentirait pas à la clientèle ordinaire. D'autre part, le médecin d'une Société acquiert par sa situation, surtout dans les villes, une certaine notoriété. Mais ces avantages ne sauraient justifier des concessions de nature à ravaler la considération du Corps médical.

L'idéal consisterait à respecter la liberté du sociétaire en lui laissant le choix entre les divers médecins de la localité qui accepteraient le service et à assurer à chacun de ceux-ci une rémunération par visite représentant une quotité déterminée du prix de la visite habituelle. Cette quotité serait arrêtée d'un commun accord entre les médecins, d'une part, et les Bureaux des Sociétés, d'autre part. Mais dans beaucoup de localités le système de l'abonnement a prévalu. Le chiffre alloué aux médecins chargés du service doit être proportionnel au nombre des membres de la Société. Il est de l'intérêt et de la considération du Corps médical que ce chiffre ne soit pas absolument dérisoire.

Chaque région adopte le système qui lui convient le mieux, après entente commune. Que les sociétaires soient traités par abonnement ou à la visite, le médecin ne leur doit que les soins qu'en conscience il donnerait à un client ordinaire.

Pour les familles qui absorbent une grande partie du temps du médecin et pour les soins extraordinaires, telles que opérations et accouchements, il faudrait aussi un tarif d'abonnement convenable. Il appartient aux médecins de s'entendre pour faire agréer leurs réclamations aux Sociétés de Secours mutuels qui ont intérêt à assurer en première ligne leur service médical.

Dans le cas où tous les médecins d'une localité ne concourraient pas à donner des soins aux membres d'une Société, ceux qui, pour une raison quelconque, n'y participeraient pas ne devront jamais chercher à évincer leurs confrères plus favorisés en offrant de faire le service à un taux inférieur à celui qui serait actuellement consenti. Ce serait un acte de concurrence déloyale et un manquement impardonnable aux règles d'une bonne confraternité.

Dans le cas où des conflits surviendraient entre les médecins d'une Société et les sociétaires pour des faits d'ordre professionnel, il serait désirable et utile, dans l'intérêt de tous, que le différend fût soumis à un tribunal d'honneur pris en parties égales dans le Bureau de la Société de Secours mutuels, d'une part, et d'autre part, dans le Bureau d'une des Sociétés médicales professionnelles (Association ou Syndicat) de la région.

CHAPITRE III

Compagnies d'assurances.

Les Compagnies d'assurances sur la vie et contre les accidents sont des industries privées qui emploient des médecins auxquels elles demandent des certificats dans leur intérêt particulier.

Le médecin qui accepte ces fonctions doit à la Société dont il est l'arbitre la vérité que celle-ci lui réclame. Il doit donc procéder à l'expertise qui lui est confiée avec tous les soins et toute l'attention désirables. Une négligence de sa part serait une mauvaise action. Mais, comme l'article 358 du Code pénal l'oblige au secret vis-à-vis de ses clients, il ne devra accepter le rôle d'expert d'une Compagnie que lorsqu'il s'agira de procéder à l'examen d'une personne étrangère à sa clientèle.

Dans aucun cas le médecin habituel d'une personne ne devrait délivrer à une Compagnie un certificat touchant, soit l'état de santé, soit les causes du décès de son client. Si la famille insiste, en excipant, dans ce dernier cas, que ce refus l'empêche de toucher son assurance, se borner à délivrer, comme les Tribunaux nous y autorisent, un certificat établissant que le défunt est mort de mort naturelle. Dans le cas où il y aurait eu suicide, distinguer s'il a été volontaire ou non.

CHAPITRE IV

Médecins des hôpitaux.

Les devoirs des médecins des Hôpitaux ne sont pas autres que ceux des médecins en général, soit qu'ils aient été nommés à la suite d'un concours, soit qu'ils doivent leur situation au choix. Aux administrateurs, ils doivent les égards et la déférence que les convenances commandent. Aux malades, ils doivent des soins assidus et dévoués. Si tous ceux-ci ont droit à être traités avec bonté et douceur, le médecin a plus particulièrement à se préoccuper de la mauvaise foi et de la simulation, et se montrer sans pitié pour ceux qui chercheraient, par paresse ou pour tout autre motif, à occuper une place à laquelle ils n'auraient pas droit. Nous devons garder nos soins gratuits exclusivement pour ceux qui en ont besoin. Les faux pauvres nuisent aux vrais. On ne saurait trop le répéter.

Les expériences hasardeuses, comme les opérations qui ne présentent aucune chance de succès ou aucun avantage pour le malade, sont interdites à l'hôpital tout autant que dans la clientèle ordinaire.

TITRE V

Le médecin et la société.

En raison de ses connaissances spéciales, le médecin occupe une large place dans les services publics. La société lui demande le concours de ses lumières toutes les fois que l'hygiène publique est intéressée : dans les cas d'épidémie ou lorsque la santé publique, dans l'une quelconque de ses manières d'être, est menacée, afin de rechercher les moyens prophylactiques propres à la préserver. Une loi récente lui fait une obligation de déclarer à l'autorité les maladies épidémiques (désignées par un décret ministériel) qu'il observe dans sa pratique.

Dans toutes les autres circonstances, comme lorsqu'il s'agit aussi de vaccination, d'inspection sanitaire des écoles ou d'assurer l'application de la loi Roussel, le médecin peut assurément refuser son concours. Mais les traditions de dévouement du Corps médical, que la société devrait mieux reconnaître, lui tracent son devoir. Ajoutons que l'opinion publique, habituée à le voir debout devant le danger, lui saurait mauvais gré de son abstention.

TITRE VI

Le médecin et la Justice — Obligations légales
Secret professionnel.

A. Outre les obligations que la société impose à chacun de ses membres, il en est qui, pour le médecin. sont la conséquence de ses connaissances spéciales.

Le médecin doit à la Justice les renseignements techniques dont elle peut avoir besoin pour arriver dans certains cas à la connaissance de la vérité. Ce sont les cas d'expertise médico-légale.

Une loi nouvelle lui fait aussi l'obligation de répondre à toute réquisition de la Justice et non plus seulement dans les cas d'urgence et de flagrant délit. Mais les médecins non compris dans les experts légaux peuvent refuser leur concours lorsque leur désignation est illégale, c'est à dire lorsqu'ils ont été choisis en dehors des exceptions prévues par le décret du 21 décembre 1893. Les uns et les autres seraient en droit de refuser de déférer à une réquisition de justice si l'opération qui leur est confiée était de nature à les obliger de violer un secret professionnel.

Tout ce qui touche aux rapports du médecin et de la Justice est du ressort de la médecine légale et constitue dans toutes les Écoles l'objet d'un enseignement spécial, dont nous n'avons pas à nous occuper ici.

Nous n'insisterons pas davantage sur les obligations particulières qui résultent pour le médecin de l'article 9 de la loi du 30 novembre 1893, relatif à l'enregistrement du diplôme au Greffe du Tribunal et à la Préfecture ou Sous-Préfecture dans le mois qui suit la fixation du domicile. Nous rappellerons pour mémoire les articles 55, 56 et 57 du Code civil relatifs aux déclarations de naissance (que le médecin peut faire au besoin, sans indiquer le nom ni le domicile de la mère), et l'article 346 du Code pénal qui établit la pénalité encourue en cas de non-application des articles précédents.

B. L'article 378 du Code pénal, relatif au secret professionnel, soulevé de nombreuses controverses en raison même des circonstances extrêmement nombreuses et variées où il rencontre son application.

Des jurisconsultes éminents ont soutenu que le médecin n'est tenu au silence que relativement aux choses qui lui ont été confiées sous le sceau du secret. Mais, aujourd'hui, il est admis que tout ce qu'il a appris dans l'exercice de sa profession, soit par révélation volontaire, soit au cours des investigations méthodiques auxquelles il s'est livré, constitue un secret qu'il ne doit pas violer et que, dans certaines circonstances, même l'autorisation de l'intéressé ne saurait lui permettre de révéler.

Évidemment, le médecin demeure dans sa conscience juge de savoir s'il doit parler quelquefois et dans quelle mesure. Mais, d'une façon générale, nous dirons que l'obligation *absolue* du secret professionnel est celle qui a nos préférences, celle qui sauvegarde le mieux tout à la fois l'intérêt du client et le repos du médecin. Exception est faite bien évidemment pour la déclaration rendue obligatoire des maladies épidémiques.

C. Il sera donc prudent pour le médecin, dans les différentes circonstances où il peut être appelé à délivrer un certificat, soit aux individus, soit aux collectivités ou aux administrations, d'observer la plus grande réserve, quelles que puissent être les prétentions et les exigences des uns ou des autres.

De plus, il se souviendra que, dans la délivance des certificats, il ne doit jamais s'éloigner de la vérité. L'article 160 du Code pénal édicte des peines très sévères contre le médecin qui, dans le but d'exempter quelqu'un d'un service public, aurait donné un faux certificat.

Nous réprouvons donc les certificats dits de complaisance. La signature médicale ne doit point être prostituée. Nous conseillerons même aux médecins d'être aussi sobres qu'ils pourront l'être de certificats, qui sont une arme à deux tranchants, fort dangereuse parfois.

Rappelons que la loi du 13 brumaire an VII assujettit au timbre les certificats médicaux sous peine d'une amende de 50 francs, plus un double décime. Sont seuls exemptés les certificats concernant les militaires ou les indigents et les certificats délivrés au nom d'une Société de Secours mutuels ou d'une administration publique et dans un but d'intérêt public.

TITRE VII

Honoraires médicaux.

La médecine étant une profession, il est juste et équitable que le médecin soit rémunéré de ses soins.

Les honoraires médicaux ne sont pas à proprement parler un salaire, mais une juste indemnité. Ils doivent donc être proportionnés au service rendu, en tenant compte de la position de celui qui le reçoit et aussi de celui qui le rend. En outre, il y a lieu d'apprécier la peine prise : par conséquent la distance parcourue et le genre de soins donnés. Aucun de ces éléments de jugement n'est à dédaigner. C'est en les appliquant tous avec intelligence et bonne foi qu'on arrêtera une partie du courant qui porte beaucoup de malades de position moyenne vers les hôpitaux, dont le but est ainsi faussé, et qu'on fera cesser un abus criant, dont on se plaint un peu partout. Les riches resteront ainsi chez eux. Les indigents iront à l'hôpital. Les autres formeront la clientèle des praticiens de moindre renom ou se rendront aux Maisons de Santé, que le progrès des choses nous a fait accepter comme le reste.

L'usage admet que les honoraires du médecin soient comptés selon le nombre de visites, ou leur espèce, et sur la distance parcourue. Mais dans quelques localités, on admet le système des abonnements à l'année. Sans blâmer ce dernier système, nous donnons toutes nos préférences au premier, parce qu'il sauvegarde mieux la dignité et l'indépendance du médecin. Certaines personnes riches n'hésitent pas à proposer des abonnements à prix réduit. Ce serait se ravaler et faire le jeu d'un odieux égoïsme que de les accepter.

Quel que soit le mode adopté, en se conformant aux usages locaux, il est convenable que tous les confrères d'une même région suivent le même tarif *minimum,* afin d'éviter tout ce qui pourrait ressembler à une concurrence déloyale.

Il est des pays où les traitements à forfait sont fort en usage. Nous ne saurions les approuver, car ils nous paraissent pouvoir être la source d'abus incompatibles avec la dignité et l'honnêteté professionnelles. Il est d'ailleurs toujours possible de fixer approximativement le client, qui le demande, sur la somme qu'il aura à débourser, par exemple, pour une opération.

Nous rejetons aussi d'une façon absolue la coupable pratique du partage des honoraires, qui ressemble par trop au pot de vin et favorise l'industrie des pourvoyeurs. Le chirurgien traitant nous paraît avoir seulement l'obligation de faire honorer tous ses aides, sans oublier le confrère qui l'aura fait appeler ou qui lui aura amené le malade.

Le médecin se souviendra que la loi ne garantit ses honoraires que pendant une période de deux ans. Après ce délai, la prescription peut lui être opposée. Il fera sagement en prenant avant ce terme les mesures propres à sauvegarder ses intérêts. L'usage d'envoyer sa note d'honoraires régulièrement, une ou deux fois par an, mérite d'être recommandé.

Sans se départir des habitudes d'abnégation qui sont l'honneur du Corps médical, on ne saurait le blâmer de rappeler à ses clients retardataires qu'ils ont vis-à-vis de lui des devoirs à remplir. Les poursuites en justice devront pourtant être réservées pour les cas extrêmes, le médecin n'en retirant que bien rarement satisfaction.

En tout état de cause, il sera bon de tenir avec la plus grande exactitude ses livres et répertoires, pour les circonstances où il y aurait une justification à produire.

Dans le cas de décès, de faillite ou de déconfiture d'un client, il sera prudent de remettre la note des honoraires dus avant un trop long délai, car on oublie trop souvent dans les règlements de compte de faire figurer la note du médecin, qui est précisément une créance privilégiée pour les soins donnés pendant la dernière maladie, que le client soit mort ou non de cette maladie.

Toutes les fois qu'on aura fait appeler un confrère, on est en quelque sorte responsable de ses honoraires, qu'on s'efforcera de lui faire tenir avec exactitude et promptitude. Pour les consultations entre médecins, l'usage a prévalu de les faire régler instantanément par les familles. C'est le médecin traitant qui, après en avoir conféré avec son confrère, auquel il fait connaître la position du client, demeure chargé de ce soin.

Les questions d'honoraires doivent toujours être traitées avec tact et mesure. Il ne faut pas que le médecin puisse être accusé de rapacité. Mais il est nécessaire que la rémunération soit toujours convenable. La charité se fait à part.

CONCLUSION

Tel est l'abrégé des obligations qui incombent au médecin. Elles sont nombreuses, au regard de ses droits. Mais c'est elles qui donnent à la profession son cachet de grandeur. C'est en les appliquant strictement, c'est en se respectant soi-même, que le médecin se fera respecter des autres. Consacrer tous ses soins au malade, s'efforcer de répondre à la confiance que la société met en lui, vivre en bonne harmonie avec ses confrères, en un mot rester toujours digne et juste, même dans ses revendications, tel doit être l'unique souci, telle est aussi la devise du Corps médical.

TABLE DES MATIÈRES

TITRE V

Bordeaux. — Imp G. GOUNOUILHOU, rue Guiraude, 11.